EUROPA-FACHBUCHREIHE
für Berufe im Gesundheitswesen

Günter Grosche

Übungsheft zur Einführung in die medizinische Fachsprache

7. Auflage

VERLAG EUROPA-LEHRMITTEL · Nourney, Vollmer GmbH & Co. KG
Düsselberger Straße 23 · 42781 Haan-Gruiten

Europa-Nr.: 68187

Autor:
Günter Grosche

Verlagslektorat:
Anja Tüngler

7. Auflage 2015, korrigierter Nachdruck 2018
Druck 5 (keine Änderung seit der 2. Druckquote)
Alle Drucke derselben Auflage sind parallel einsetzbar, da sie bis auf die Korrektur von Druckfehlern identisch sind.

ISBN 978-3-8085-6819-4

www.europa-lehrmittel.de
Satz: Typework Layoutsatz & Grafik GmbH, 86167 Augsburg
Umschlag: tiff.any GmbH, 10999 Berlin
Umschlagfoto: adimas – stock.adobe.com
Druck: Plump Druck & Medien GmbH, 53619 Rheinbreitbach

Vorwort

Die Medizin besitzt mit etwa 100.000 Termini den größten Fachwortschatz unter den Wissenschaften. Der Duden enthält ca. 135.000 Stichwörter. Er hat sich allmählich in mehr als 2000 Jahren Wissenschaftsgeschichte entwickelt. Die Anfänge liegen in der griechischen Sprache. Deren Termini griffen die Lateiner auf. Sie ergänzten sie und glichen die griechischen Begriffe ihrer Sprache an. So verfuhren auch die deutschen Mediziner. Daher kommt es, dass medizinische Termini in der Gegenwart häufig den deutschen Sprachgewohnheiten angepasst wurden. Das betrifft vor allem die Schreibweise – denken Sie an den Wandel von Tbc zu Tbk bei Tuberkulose –, aber auch die Silbentrennung.

Wenn einem Lernenden Zweifel kommen, wie er bei der Schreibung oder Trennung zu verfahren hat, so sollte er der Sprachregelung der Duden-Redaktion folgen. Deren Sprachwissenschaftler verfolgen den Eindeutschungsprozess.

Die Arbeitsblätter möchten bei Lernenden, die sich beruflich mit dem medizinischen Fachwortschatz beschäftigen müssen und keine Vorkenntnisse in der griechischen und lateinischen Sprache haben, Verständnis für die Termini wecken, ohne die Grammatik der beiden Sprachen lernen zu müssen. Das ist möglich, weil die medizinische Fachsprache meist nach dem Baukastenprinzip zusammengefügt ist: Kenne ich einen Bestandteil in seiner Bedeutung, so finde ich ihn in anderen Wörtern wieder. Deren Bedeutung kann ich so grob erschließen. Dabei muss aber eingeschränkt werden: Die wesentlichen Merkmale der Begriffe müssen mit der jeweiligen medizinischen Fachdisziplin gelernt und begriffen werden.

So sind diese Arbeitsblätter nur eine erste Orientierung in der Fülle der medizinischen Sprache. Sie ist auf der gesamten Erde verbreitet und ermöglicht den Fachleuten, rasch eine gemeinsame Sprache in der Literatur, der Lehre und auf Kongressen zu finden. Die Fachtermini sind genauer in ihrer Definition, als das bei Begriffen aus der Umgangssprache der Fall ist.

Es wird empfohlen, die Sammlung entsprechend der spezifischen Termini des jeweiligen Fachgebietes zu ergänzen. Das Arbeitsblatt 19 möchte dafür ein Beispiel geben. Weitere Hinweise und Erklärungen enthält das Handbuch „Einführung in den Gebrauch der medizinischen Fachsprache“ (Europa-Nr. 68033) und das Fachbuch „Medizinischer Grundwortschatz“ (Europa-Nr. 69764).

Sommer 2015 — Dr. phil. Günter Grosche

Abkürzungen und Aussprácheregeln

Die verwendeten Abkürzungen und Ausspracheregeln erfolgten in Anlehnung an das ebenfalls im Verlag Europa-Lehrmittel erschienene Buch „Einführung in den Gebrauch der medizinischen Fachsprache“, das wir Ihnen zur Lektüre empfehlen, wenn Sie Ihr Fachwissen in der medizinischen Fachsprache vertiefen möchten.

lat.	aus dem Lateinischen
gr.	aus dem Griechischen
ẹ	Punkt unter einem Vokal: betonte Silbe
<u>ei</u>	Strich unter einem Diphthong (Zwielaut): zusammengesprochen und betont
ē	ein überstrichener Vokal wird lang gesprochen
|	Trennung von Wortbestandteilen
ĕ	Kürzezeichen, steht über einem kurz zu sprechenden Vokal

Inhaltsverzeichnis

Arbeitsblatt 1

Richtiges Schreiben medizinischer Fachbegriffe

Aufgabe: Geben Sie die Bedeutung der Wörter an, soweit Sie sie bereits kennen.

Wörter mit den Buchstaben bzw. Konsonatenpaaren rh, ph, th, ps, y, x stammen fast immer aus der altgriechischen Sprache.

ph sprich „f“

Diphtherie ______
Hebephrenie ______
Hypophyse ______
Lymphe ______
Ösophagus ______
Pharmazie ______
Phlegmone ______
Phlegmatiker ______
Phlebitis ______
Phobie ______
Physiotherapie ______
Physiologie ______
Schizophrenie ______
Typhus ______

y sprich „ü“

Embryo ______
Glyk | ämie ______
Hydrotherapie ______
Hygiene ______
Hypertrophie ______
Hypnotika ______
Hypochonder ______
Kyphose ______
Nykt | urie ______
Poliomyelitis ______
Polyurie ______
Pykniker ______
Pylorus ______
Zyanose ______

rrh – rh

Gonor | rhoe ______
Hämor | rhoiden ______
Katarrh ______
Rho ______
Rhesusfaktor ______
Kurzwort: Rh-Faktor

Arbeitsblatt 1

Richtiges Schreiben medizinischer Fachbegriffe
(Fortsetzung)

rrh – rh

Rhizom ____________________
Rheumatismus ____________________
  Kurzwort: Rheuma
Rhinitis ____________________
Rhombus ____________________
Rhythmus ____________________
Zir | rhose ____________________
Menor | rhoe ____________________
Diar | rhoe ____________________
  sprich: -rö
aber: Rachitis (seit 1650 fälschlich statt Rhachitis im Umlauf)

th

Anästhesie ____________________
Astheniker ____________________
Asthma ____________________
Erythrozyt ____________________
Ex | anthem ____________________
Katheter ____________________
Pathologie ____________________
Parasympathikus ____________________
Sympathikus ____________________
Synthese ____________________
Therapie ____________________
Thermalbad ____________________
Thermometer ____________________
Thorax ____________________
Thrombus ____________________
Urethra ____________________

ps

Psych | iatrie ____________________
Psychohygiene ____________________
Psychologie ____________________
Psychose ____________________
Psychopathologie ____________________
Psychotherapie ____________________

Arbeitsblatt 2

Richtiges Schreiben medizinischer Fachbegriffe

Merke: Die meisten Termini sind eingedeutschte Fremdwörter griechisch/lateinischen Ursprungs. Sie folgen den Regeln der deutschen Rechtschreibung; das betrifft besonders die Schreibung von c, ae und oe. Reines Latein findet man in Biologie, Anatomie, Pharmazie, in manchen klinischen Bezeichnungen, in akademischen Formeln und als allgemeine Zitate im Text. Beispiel das Blut: griechisch ‚haima', lateinisch ‚haema', eingedeutscht ‚häma'.

Regel: Bei
- reinem Latein schreibe ae, oe und c!
- eingedeutschten Fremdwörtern schreibe
  den ä-Laut als ä,
  den ö-Laut als ö,
  den k-Laut als k,
  den z-Laut als z!

Aufgaben:
1. Lesen Sie im Handbuch „Einführung in den Gebrauch der medizinischen Fachsprache" das Kapitel 3.1.
2. Entscheiden Sie, ob ein Zitat aus dem Lateinischen vorliegt und vervollständigen Sie den Lückentext.

Peri___ard	Herzbeutel
Parotitis epidemi___a	Mumps
Perni___iosa	verderbliche Anämie
perni___iös	verderblich, gefährlich
Se___tio c___sarea	Kaiserschnitt
Pla___enta pr___via	vor dem Geburtsweg liegende Plazenta
re___tal	auf den Mastdarm bezüglich
Ventri___uli ___erebri	Hirnkammern
I___terus gravis neonatorum	schwere Neugeborenengelbsucht
Tuber___ulose	Schwindsucht
Ul___us	Geschwür
Ul___us ventri___uli	Magengeschwür
Ul___eration	Geschwürsbildung
ul___erös	geschwürig
Mus___ulus bi___eps brachii	zweiköpfiger Armmuskel
Myo___arditis	Herzmuskelentzündung
Chole___ystitis	Entzündung der Gallenblase
___sophagus	Speiseröhre
Remedium an___stheti___um	schmerzausschaltendes Arzneimittel
An___sthesist	Facharzt für Schmerzausschaltung
do___tor medi___in___ dentari___	Doktor der Zahnheilkunde

Beachte: Die Schreibung von ae, oe, c in eingedeutschten Termini ist in der medizinischen Praxis noch weit verbreitet und in manchen Fällen nicht eindeutig gelöst.

Arbeitsblatt 3

Aussprache medizinischer Fachbegriffe

Aufgabe 1: Lesen Sie im Handbuch „Einführung in den Gebrauch der medizinischen Fachsprache“ das Kapitel 4.2.

Aufgabe 2: Lesen Sie laut vor.

Diarrhoe (Durchfall)	aber: Alveọle (Bläschen, Höhlung)
Striae (Streifen, z. B. der Haut durch Gewebsüberdehnung)	aber: Pạnkreas (Bauchspeicheldrüse)
Dystrophie (Ernährungsstörung)	aber: Dyspnọē (Kurzatmigkeit)
Peritonaeum (Bauchfell)	aber: semipermeạbel (halbdurchlässig)
Status praesens (der gegenwärtige Zustand)	aber: ạerob (sauerstoffliebend)
Logorrhoe (krankhafte Geschwätzigkeit)	aber: Paranọia (Wahnsinn)

Aufgabe 3: Lesen Sie laut vor, jedes i sollte zu hören sein.

adenoịd	(drüsenähnlich)
Lạbien	(Lippen, Schamlippen)
Hẹrba Absịnthii	(Wermutkraut, Eigenname, daher großgeschrieben)
Gạnglion	(Nervenzelle, Knoten)
Hẹrnie	(Eingeweidebruch)
a b e r: mạior	(größer) sprich j

Merke:

Sprich c als z vor e, i, y, ae, oe.
Sprich c als k vor a, o, u.
Sprich v als w.
Sprich y als ü.
Sprich ph als f.
Sprich ti vor Vokal als zi.
Sprich ngu als ngw.

Aufgabe 4: Lesen Sie laut vor.

Cẹrvix uteri	(Gebärmutterhals)
Bradycardie	(verlangsamter Herzschlag)
Conjunctịva	(Bindehaut)
Essẹntia	(Essenz)
Clavịcula	(Schlüsselbein)
Cẹrebrum	(Gehirn)
Cịcero	(Eigenname, römischer Redner und Schriftsteller)
Cọlon	(Dickdarm)
Cạput fẹmoris	(Oberschenkelkopf)
Cọrtex cẹrebri	(Hirnrinde)
Curạre	(indianisches Pfeilgift)
Caesar	(Eigenname, römischer Feldherr/Kaiser)
Cỵste	(Geschwulst mit flüssigem Inhalt)
Cyanọse	(Blaufärbung)
Unguẹntum	(Salbe)
Vẹrtebra	(Wirbel)

Arbeitsblatt 3

Aussprache medizinischer Fachbegriffe

(Fortsetzung)

Aufgabe 5: Welche Wörter aus Aufgabe 4 würden Sie mit z, k, ä schreiben?

Merke:

1. Jeder Vokal kann lang oder kurz gesprochen werden.
2. Immer lang gesprochen werden
   – Diphthonge ae, oe, au, eu (sprich ä, ö, au, oi),
   – Vokale vor einem i, das wie j zu sprechen ist (s. māior).
3. Immer kurz gesprochen wird ein Vokal vor einem Vokal.
   Beispiel: Alveole = Lungenbläschen
4. Das Kürzezeichen steht über einem kurz zu sprechenden Vokal.
   Beispiel: lat. ŏs, ŏssis = der Knochen

   Das Längezeichen steht über einem gedehnt zu sprechenden Vokal.
   Beispiel: lat. ōs, ōris = der Mund
5. – Betone im Lateinischen nie die letzte Silbe. Die endbetonten Wörter stammen aus dem Griechischen. Beispiel: Cholẹ = die Galle, Emphysẹm = Aufblähung
   – Betone nach Möglichkeit die vorletzte Silbe. Betone frühestens die drittletzte Silbe, denn der Akzent geht nie über die drittletzte Silbe zurück.
   Beispiele: Konjunktịva = Bindehaut des Auges, Glomẹrulum = Nierenkörperchen
   – Im Prozess der Eindeutschung lateinischer Termini wurde die erste oder letzte Silbe betont.
   Beispiel: Commọtio cẹrebri = Gehirnerschütterung; aber Kommotiọn = Erschütterung; Vạsomotoren
   – Betone die Silbe mit langem Vokal (ā, ē, ī, ō, ū, ȳ) oder mit Diphthong (ae, oe, au, eu). Nur in Ausnahmefällen wird der Laut mit Kürzezeichen betont.
   Beispiel: Alvĕọle

Aufgabe 6: Setzen Sie das Betonungszeichen (.) ein, sprechen Sie die Worte laut aus.

Hernĭe	(Bruch)
Humĕrus	(Oberarmknochen)
Impĕtīgo	(Hauteiterung)
Lānūgo	(embryonaler Flaum)
Ilĕus	(Darmverschluss)
Amnĭŏn	(Eihaut)
Aszītēs	(Bauchwassersucht)
Oxyūren	(Madenwürmer)
Mediastīnum	(„Mittelfell“, mittlerer Teil der Brusthöhle in Sagittalebene)
Ōtītis media	(Mittelohrentzündung)
Retĭna	(Netzhaut)
Trigemĭnus	(Drillingsnerv)
Transsudāt	(Wörtlich: Durchschwitzen, von lat. suda > re = schwitzen; medizinisch: nicht-entzündlicher Erguss in Körperhöhlen)

Arbeitsblatt 4

Häufig vorkommende Vorsilben aus dem Lateinischen

Aufgaben:

1. Schreiben Sie in Spalte 3 mit kleinen Anfangsbuchstaben die Bildungssilben, die am Anfang der Wörter in Spalte 1 stehen.
2. Füllen Sie die Spalten 2 und 4 aus. Verwenden Sie nur im Zweifelsfall Hilfsmittel.
3. Prägen Sie sich die lateinischen Bildungssilben und deren Bedeutung ein.

1 Beispiel	2 Bedeutung des Beispiels	3 Bildungssilbe am Anfang des Wortes	4 Bedeutung der Bildungssilbe
Abduktion	das Wegführen	ab-	von – weg, von – aus
Adduktion			
anterior			
Bifurkation			
Defäkation			
Dissoziation			
Duplikatur			
Extraktion			
extrauterin			
Inzision			
inhomogen			
interkostal			
intrakutan			
Introduktion			
Kontraindikation			
Kontraktion			
multipel			
Perforation			
postoperativ			
Präkoma			
Prolaps			
pro die			
Reduktion			
Retroflexion			
semipermeabel			
subkutan			
Superazidität			
Transfusion			
Trigeminus			
ultraviolett			
Zirkulation			

Arbeitsblatt 5

Häufig vorkommende Vorsilben und Wörter aus dem Griechischen

Aufgaben:

1. Schreiben Sie in Spalte 3 mit kleinen Anfangsbuchstaben die Bildungssilben, die am Anfang der Wörter in Spalte 1 stehen.
2. Füllen Sie die Spalten 2 und 4 aus. Verwenden Sie nur im Zweifelsfall Hilfsmittel.
3. Prägen Sie sich die griechischen Bildungssilben und deren Bedeutung ein.

1 **Beispiel**	2 **Bedeutung des Beispiels**	3 **Bildungssilbe am Anfang des Wortes**	4 **Bedeutung der Bildungssilbe**
Anämie			
Anatomie			
Antitoxin	Gegengift	anti-	gegen, gegenüber
Arthritis			
Autopsie			
Biopsie			
Bradykardie			
Dermatologie			
Diar | rhoe			
Disacharid/Disaccharid			
Dystrophie			
Endemie			
Ektomie			
Ektoderm			
Endokard			
Epidemie			
Euthanasie			
Gastritis			
Glykogen			
Hämatologie			
Hemisphäre			

Arbeitsblatt 5

Häufig vorkommende Vorsilben und Wörter aus dem Griechischen (Fortsetzung)

1 Beispiel	2 Bedeutung des Beispiels	3 Bildungssilbe am Anfang des Wortes	4 Bedeutung der Bildungssilbe
heterogen			
homogen			
Histologie			
hydraulisch			
Hypertonie			
Hypnose			
Hypotonie			
Melanom			
Menarche			
Metaphylaxe			
Mikroskop			
Monozyt			
Myokard			
Nekrose			
Neoplasma			
Orthopädie			
Osteologie			
Pankarditis			
Paratyphus			
Perikard			
Polyurie			
Prophylaxe			
Pseudokrise			
Stomatitis			
Symbiose			

Arbeitsblatt 6

Häufig vorkommende Nachsilben und Wörter aus dem Griechischen

Aufgaben:

1. Schreiben Sie in Spalte 3 mit kleinen Anfangsbuchstaben die Bildungssilben, die am Ende der Wörter in Spalte 1 stehen.
2. Füllen Sie die Spalten 2 und 4 aus. Verwenden Sie nur im Zweifelsfall Hilfsmittel.
3. Prägen Sie sich die griechischen Nachsilben und Wörter sowie deren Bedeutung ein.

1 Beispiel	2 Bedeutung des Beispiels	3 Bildungssilbe am Ende des Wortes	4 Bedeutung der Bildungssilbe
Neuralgie			
Anämie			
Superazidität			
Erythroblast			
Tonsillektomie			
Allergie			
exogen	von außen kommend	-gen	Geschlecht, Herkunft, Gattung
Elektroenzephalogramm			
Elektrokardiographie			
Psychiater			
Pädiater			
Myokarditis			
Neonatologie			
Pyromanie			
Amnesie			
Myom			
Angiopathie			

Arbeitsblatt 6

Häufig vorkommende Nachsilben und Wörter aus dem Griechischen (Fortsetzung)

1 Beispiel	2 Bedeutung des Beispiels	3 Bildungssilbe am Ende des Wortes	4 Bedeutung der Bildungssilbe
Menopause			
Karzinophobie			
Mikrophon			
Apoplexie			
Orthopnoe			
Diarrhoe/Diarrhöe/Diarrhö			
Zerebralsklerose			
Zystoskopie			
Mitralstenose			
leptosom			
Hypnotika Hynotikum			
Hypothermie			
Pyelotomie			
Antitoxin			
Atrophie			
Polyurie			
Erythrozyt			
Leukozyt			

Arbeitsblatt 7

Häufig vorkommende medizinische Begriffe aus dem Lateinischen und Griechischen

Vorbemerkung: In der Medizin werden Fachbegriffe für denselben Inhalt sowohl aus der lateinischen als auch aus der griechischen Sprache verwendet.

Aufgabe: Prägen Sie sich folgende Begriffe ein.

Deutscher Begriff	Lateinischer Begriff	Beispiel	Griechischer Begriff	Beispiel
Arzt	medicus	Medizin	iater	Psychiater
Blut	sanguis	Sanguiniker	haima	Hämatologie
Brust Mutterbrust Brustkorb	pectus mamma	Angina pectoris Mamilla	sternon, stethos mastos thorax	Sternum, Stethoskop Mastitis Thorakotomie
Finger, Zehe	digitus	Digitalis	daktylos	Hexadaktylie
Galle	bilis	Bilirubin	cholę	Melancholie
Gebärmutter Äußeres Geschlechtsorgan der Frau	uterus vulva	uterin Vulvitis	hystera, metra	Hysterie Endometrium
Gefäß, Blutgefäß	vas, vena	Vasomotoren	angos, phlebos	Angiologie
Gehirn, Großhirn	cęrebrum	zerebral	enkęphalos	Enzephalitis
Gelenk	articulus	artikulär	arthron	Arthrose
Geschwulst, Anschwellung	tumor	Tumor	onkos und oidema	Onkologie Ödem
Hand	manus	manuell	cheir	Chirurg
Haut	cutis	subkutan	derma	Epidermis
Herz	cor	Cor adiposum	kardia	Kardiologie
Heilmittel (Gift)	medicina	Remedium	pharmakon	Pharmazie
Hirnschale	cranium	kranial	kranion	Endokranium
Hüfte, Hüftgelenk	coxa	Koxarthrose	ischion	Ischias
Knochen	os	Ossifikation	ostęon	Osteom
Kopf, Haupt	caput	Caput femoris	kephalę	Kephalalgie
Körper	corpus	corporalis	soma	somatisch
Krebs (Geschwulst)	cancer	kanzerös	karkinoma und onkos	Karzinom Onkologie
Leber	iecur		hepar	Hepatitis
Lunge	pulmo	pulmonal	pneumōn	Pneumonie
Magen, Bauch	ventriculus, venter, abdomen	ventral abdominal	gaster	Gastritis
männliches Glied, Schwanz	penis	Penizillin, Penitis	phallos, Prịāpos	Phallus, Priapismus
Mund	ōs	per oral	stoma	Stomatologie
Muskel („Mäuschen“)	musculus	Muskel, Abk. M.	myos	Myokard
Nase	nasus	Nase	rhinos	Rhinitis
Nerv	nervus	Nerv, Abk. N.	neuron	Neurologie
Niere	ren	Adrenalin	nephros	Nephritis
Rippe, Brustfell	costa	interkostal	pleura	Pleuritis
Spannung, Druck	tensio	Extension	tonos	Tonikum
Schlaf	somnus	Somnolenz	hypnos	Hypnose
Schmerz	dolor	Indolenz	algos	Neuralgie
Wahrnehmung, Empfindung	sensu	sensorisch	ästhesie	Anästhesie
Wirbel	vertebra	vertebral	spondylos	Spondylose
Zahn	dens	Dentist	odōn	Odontalgie
Zelle, Höhle	cella, cellula	Zelle, zellulär	kytos	Zytologie
Leben, Lebewesen	vita und vivi-	Vitamin Vivisektion	bios zoon	Biologie Zoologie
Krankheit, Leiden	pati	Patient	pathos	Pathologie
Tod, Sterben, das Abgestorbene	mors und letum	Mortalität letal	thanatos und nekros	Thanatologie Nekrose
Kind, Knabe, kleines Kind	puer infans	pueril infantil	paidos	Pädiatrie
Frau, Weib, Mutter	femina, mater	feminin, Mutter	gynaikos	Gynäkologie
Mann, Männchen	vir, masculus	Virilität, maskulin	andros	Andrologie
Greis, alter Mann	senex	senil	geron	Gerontologie

Arbeitsblatt 8

Übungen mit den Bildungssilben und Wörtern aus dem Lateinischen und Griechischen

Aufgabe 1: Setzen Sie in die folgenden Wörter den fehlenden Buchstaben ‚i‘ oder ‚y‘ ein!
Was bedeuten die Vorsilben ‚poly‘ und ‚poli‘?

Pol___technikum	Pol___zei	Pol___klinik	Pol___graph	Pol___phonie
Pol___p	Pol___theismus	Pol___arthritis	Pol___ester	Pol___urie
Pol___äthylen	Pol___nesien	Pol___tologe	Pol___tesse	Pol___mere
Pol___gamist	pol___trop	Pol___histor	Pol___vinylchlorid (PVC)	

Aufgabe 2: Suchen Sie Bildungselemente und Wörter aus dem Lateinischen und Griechischen, die die gleiche Bedeutung haben.
Verwenden Sie dabei die Arbeitsblätter 4 bis 7.

Deutsch	Lateinisch	Griechisch
aus, heraus		
doppelt, zwei		
durch		
halb		
nach, hinter		
nicht		
über, übermäßig	super-	hyper-
unter, unterhalb		
viel		
vor		
zer-, miss- (Störung, Trennung)		
zusammen		
der Arzt		
das Leben, Lebewesen		
die Frau, Mutter, das Weib		
die Gebärmutter		
die Mutterbrust		
die Brust		
der Mann, das Männchen		
der Greis		
das Kind, das kleine Kind		
der Kopf		
die Hirnschale		
das Gehirn		

Arbeitsblatt 8

Übungen mit den Bildungssilben und Wörtern aus dem Lateinischen und Griechischen (Fortsetzung)

Aufgabe 3: Die lateinische Silbe ‚in‘ (‚il‘, ‚im‘, ‚ir‘) hat doppelte Bedeutung. Ordnen Sie die folgenden Wörter der richtigen Spalte zu und informieren Sie sich über deren Bedeutung.

Inkubation	inaktiv	inhomogen	inkomplett	Inspiration
immobil	indiskret	Import	inkorrekt	inhalieren
inkonsequent	Impression	indiskutabel	inklusive	inhuman
indirekt	Injektion	intakt	Intarsie	Intubation
Inkontinenz	inoperabel	instinktiv	immatrikulieren	Invasion
Illusion	Intuition	Implantation	irreal	illegitim
infaust	irreparabel	irreponibel	immun	immens
Immortalität	impermeabel	impertinent	irrational	impotent
in manum medici	Insuffizienz	in situ	in petto	in vino veritas
implizite	in memoriam	in persona	in nomine Dei	Inzision
in praxi	Insult			

Beachte: ‚in‘ wird zu ‚il‘ vor l, zu ‚im‘ vor m und p und zu ‚ir‘ vor r.

‚in‘ (‚il‘, ‚im‘, ‚ir‘) in der Bedeutung von	
in, ein, hinein	

Arbeitsblatt 8

Übungen mit den Bildungssilben und Wörtern aus dem Lateinischen und Griechischen (Fortsetzung)

‚in‘ (‚il‘, ‚im‘, ‚ir‘) in der Bedeutung von	
nicht, un-, ohne	

Arbeitsblatt 8

Übungen mit den Bildungssilben und Wörtern aus dem Lateinischen und Griechischen (Fortsetzung)

Vorbemerkung: Die Bildungssilbe ‚pro‘ hat doppelte Bedeutung. Sie kann im Lateinischen und Griechischen entweder als **Vorsilbe** in der Bedeutung von ‚vor, vorn, hervor, vorwärts, fort‘ (räumlich und zeitlich) oder als lateinische **Präposition** in der Bedeutung von ‚für, anstatt, im Namen (in Stellvertretung), im Verhältnis (Vergleich) zu‘ verwendet werden.

Aufgabe 4: Informieren Sie sich über die Bedeutung der Wörter. Ordnen Sie sie in die richtige Spalte ein.

Prozess	Progression	Prolaps	Prominenz	Protuberanz
Provitamin	Pronomen	Proportion	Proseminar	Propädeutik
provisorisch	Prosektor	Prorektor	Proviant	pro centum
pro mille	pro anno	Prodrom	Progenie	Prognathie
Prognose	Prophylaxe	Prostata	Prothese	pro patria
pro domo	pro forma	pro narcosi	prophetisch	Prolog
Protokoll	Programm	Proszenium	Pronephros	pro anạlysi
pro dịē	pro dosi	Prokarzinom	Produkt	Profit

‚pro‘ in der Bedeutung von	
vor als Vorsilbe	

Arbeitsblatt 8

Übungen mit den Bildungssilben und Wörtern aus dem Lateinischen und Griechischen (Fortsetzung)

‚pro‘ in der Bedeutung von	
für als lat. Präposition	

Arbeitsblatt 9

Silbentrennung

Merke: Schlagen Sie die Trennung medizinischer Fachausdrücke in der deutschen Sprache stets im Duden oder im Wörterbuch nach, um sämtliche Sonderfälle zu berücksichtigen.

Aufgabe 1: Trennen Sie die folgend aufgezählten Begriffe. Nehmen Sie dazu ein aktuelles Wörterbuch zuhilfe.

S p e z i e s	(Art)
A n t a g o n i s t	(Gegenspieler)
a t y p i s c h	(nicht typisch, abweichend)
A u t o p s i e	(Leichenschau, Leichenöffnung)
A n a z i d i t ä t	(Fehlen bzw. Mangel an Salzsäure im Magensaft)
a n t a g o n i s t i s c h	(entgegengesetzt wirkend)
b i o k u l a r oder b i n o k u l a r	(beidäugig)
Z e r e b e l l u m	(Kleinhirn)
K o x a r t h r o s e	(Hüftgelenkerkrankung)
Z y s t o g r a p h i e	(Röntgendarstellung der Blase)
z e r e b r a l	(das Gehirn betreffend)
A n g i o s k l e r o s e	(Gefäßwandverhärtung)
A n t i b i o t i k a	(bakterientötende organische Stoffe)
A n t i n e u r a l g i k a	(Arzneimittel gegen Neuralgien)
A n t i p e r i s t a l t i k	(rückläufige Muskelbewegung eines Muskelrohrs)
C h o l e s t e r o l	(wichtigstes Zoosterin, frei und gebunden im tierischen Organismus)
C h o l e z y s t o g r a p h i e	(Röntgendarstellung der Gallenblase und Gallenwege)
M y o s p a s m u s	(Muskelkrampf)
M o n s t r u m	(Missgeburt)
M o n a r t h r i t i s	(Entzündung eines einzigen Gelenkes)
N e p h r o l i t h i a s i s	(Nierensteinleiden)
P y k n i k e r	(dicker, gedrungener Mensch)
Z y k l u s	(Kreislauf, Reihe)
Z y s t a l g i e	(Blasenschmerz)
Z y t o t o x i n e	(Zellgifte)
D i a g n o s e	(Erkennen und Benennen einer Krankheit)
D i a r r h o e	(Durchfall)

Aufgabe 2: Setzen Sie das Betonungszeichen, die Regeln finden Sie auf dem Arbeitsblatt 3.

Arbeitsblatt 10

Übungen mit lateinischen und griechischen Bildungssilben im medizinischen und allgemeinen Wortschatz

Aufgabe: Suchen Sie nach Begriffen im medizinischen und allgemeinen Wortschatz, die mit den angegebenen Morphemen gebildet sind.

Bildungssilbe	**Begriffe**
post- *(Beispiel)*	postmortal, postnatal, postoperativ, posterior, posttraumatisch, postum, Postskriptum, post Christum (natum), postmodern ...
ab-	
ad-	
ante-	
con-, com- (kon-, kom-, ko-)	
contra- (kontra-)	
dis-	
inter-	
per-	
prä-	
re-	

Arbeitsblatt 10

Übungen mit lateinischen und griechischen Bildungssilben im medizinischen und allgemeinen Wortschatz (Fortsetzung)

Bildungssilbe	Begriffe
anti- (ant-)	
dys-	
epi-	
hyper-	
mono- (mon-)	
neo-	
peri-	
pseudo- (pseud-)	
syn- (sym-, sy-)	
-gramm	
-graphie	
-om	
-itis	
-pathie (-path)	

Arbeitsblatt 11

Übungen mit Wörtern aus der lateinischen Sprache in der medizinischen Terminologie

Aufgabe: Suchen Sie nach Fachbegriffen der medizinischen Terminologie, die mit den angegebenen Wörtern gebildet sind.

Lateinisches Wort	**Deutsche Bezeichnung**	**Medizinisches Fachwort**
mụ̄sculus	das Mäuschen, der Muskel	Muskulatur, muskulös, muskulär
ōs, ọ̄ris	der Mund	
ŏs, ọ̆ssis	der Knochen	
cōr, cọrdis	das Herz	
gẹnus, gẹneris	das Geschlecht	
percụtere, percụssum	durchschlagen, durchklopfen	
cọsta	die Rippe	
dụcere, dụctum	führen	
fụrca	die zweizinkige Gabel	
indicạre, indicạtum	anzeigen	
faex, faecis	die Hefe, der Abschaum (der Kot)	
sọcius	der Gefährte	
trạhere, trạctum	ziehen	
incị̄dere, incị̄sum	einschneiden	
cụtis	die Haut	
ạcidus	sauer	
flẹctere, flẹxum	biegen, beugen	
vẹnter	der Bauch	
dọrsum	der Rücken	
cauda	der Schwanz	
lạtus	die Seite	
prọximus	der Nächste	
ventrịculus	der Magen	
crạ̄nium	die Hirnschale	
vẹrtebra	der Wirbel	
super	oben, über	
nẹrvus	Sehne, Flechse, Nerv	
plantạre	pflanzen	
dexter	rechts	
sinister	links	
pendere	hängen, wiegen	

Arbeitsblatt 12

Übungen mit Wörtern aus der griechischen Sprache in der medizinischen Terminologie

Aufgabe: Suchen Sie nach Fachbegriffen der medizinischen Terminologie, die mit den angegebenen Wörtern gebildet sind.

Griechisches Wort	Deutsche Bezeichnung	Medizinisches Fachwort
mys, myos	die Maus, der Muskel	Myom, Myokard
arthron	das Gelenk	
koma	‚der feste Schlaf', Zustand tiefer Bewusstlosigkeit	
hypnos	der Schlaf	
stenos	eng, schmal	
skleros	hart, spröde	
uron (lat. urina)	der Harn, der Urin	
therme	die Wärme	
hydor (lat. aqua) (hyd, hydr)	das Wasser	
saccharon	der Zucker	
homoios	gleichartig	
rheos	die Strömung, der Fluss	
genos (lat. genus)	das Geschlecht, die Herkunft	
haima (latinisiert haema)	das Blut	
skope	das Spähen, die Umschau	
tonos	die Spannung	
kardia	das Herz	
demos	das Volk	
bios	das Leben	
trophe	die Nahrung	
leukos	weiß, hell, klar	
erythros	rot	
kytos	die Höhlung (die Zelle)	
kystis (cyst, zyst)	Harnblase, Blase, Hohlraum mit flüssigem Inhalt	
neuron	Nerv	
kranion	die Hirnschale	
kephale	der Kopf, das Haupt	
enkephalos	das Gehirn	

Arbeitsblatt 13

Übungen im Finden medizinischer Termini

Aufgabe:

1. Stellen Sie fest, in welchem Fachbereich der Medizin die genannten Begriffe vor allem verwendet werden.
2. Wie heißt der entsprechende medizinische Fachbegriff?

Deutsche Bezeichnung	Fachbereich	Medizinischer Fachbegriff
der Hautausschlag	Dermatologie	Exanthem
das Spaltungsirresein		
die Fallsucht		
schlafartiger Zustand		
die Gefäßverstopfung		
die wassersüchtige Anschwellung		
durch Gerinnung von Blut im Gefäß entstandener Pfropf, Blutgerinnsel		
die Blutkrankheit		
der Darmverschluss		
die Harnruhr		
die Gelbsucht		
der Wundstarrkrampf		
Fehlgeburt, Abtreibung		
die Ausschabung		
roter, juckender Hautausschlag		
die Hauttuberkulose		
die Nesselsucht		
die Betäubung		
der Eingeweidebruch		
die örtliche Betäubung		
das Herausschneiden der Gallenblase		
Keimfreimachung/ Unfruchtbarmachung		

Arbeitsblatt 14

Bilden von Verben und Adjektiven

Aufgabe:

1. Tragen Sie in die Spalten 2 und 3 die von den angegebenen Substantiven abgeleiteten Verben und Adjektive ein. Beachten Sie, dass das nicht immer möglich sein wird.
2. Stellen Sie fest, mit welchen Endungen die Verben und Adjektive gebildet werden. Verwenden Sie den Duden oder andere Hilfsmittel.

1 Substantiv	2 Verb	3 Adjektiv
Absorption	absorbieren	absorptiv
Abduktion		
Kontraktion		
Dissimilation		
Disposition		
Extraktion		
Exzision		
Perkussion		
Peristaltik		
Kollaps		
Präparat		
Konstruktion		
Transplantation		
Mikroskop		
Pharmazie		
Phlegma		
Rheuma		
Epilepsie		
Zyanose		
Trauma		
Manifestation		
Diät		
Ambulanz		
Opposition		
Diagnose		
Tuberkulose		
Grippe		

Arbeitsblatt 15

Anwendung erworbener Kenntnisse
(Fachgebiete der Medizin)

Aufgabe:

1. Bestimmen Sie die deutsche Bedeutung der Fachgebiete der Medizin und tragen Sie sie in Spalte 2 ein.
2. Welche Bildungsteile dieser Wörter sind Ihnen bekannt? Tragen Sie sie in Spalte 3 ein.
3. Setzen Sie in der Spalte 1 in die Wörter Trennstriche.

1 Fachgebiet	2 Deutsche Bedeutung	3 Bekannte Bildungsteile
Anästhesiologie		
Angiologie		
Bakteriologie		
Chirurgie		
Balneologie		
Dermatologie		
Diabetologie		
Embryologie		
Geriatrie		
Gerontologie		
Gynäkologie		
Hämatologie		
Histologie		
Kardiologie		
Laryngologie		
Mikrobiologie		
Narkologie		
Neonatologie		
Nephrologie		
Onkologie		
Ophthalmologie		
Otologie		
Orthopädie		
Pädiatrie		
Pathologie		
Pathobiologie		
Physiotherapie		
Psychiatrie		
Pulmologie		
Radiologie		
Rheumatologie		
Venerologie		

Arbeitsblatt 16

Anwendung erworbener Kenntnisse

Übersetzen von Termini ohne Nachschlagewerk

Aufgabe 1: Übersetzen Sie folgende Wörter ohne Nachschlagewerk, und zwar nur nach der Bedeutung der wortbildenden Elemente.

1 Fachwort	2 Wortbildende Elemente	3 Übersetzung des Fachwortes
Hypertonie		
Hypotonie		
Atonie		
Dystonie		
Elektrotonus	gr. elektron = Bernstein	
Zytotoxine		
exotherm		
heterotroph		
Extrasystole	gr. stellein = ziehen (stole)	
Diastole		
epidermal		
Ektoderm		
Erythrodermie		
Eutrophie		
prämortal		
Pathophobie		
pathognostisch	gr. gnosis = erkennen, benennen	

Arbeitsblatt 16

Anwendung erworbener Kenntnisse

Übersetzen von Termini ohne Nachschlagewerk (Fortsetzung)

1 Fachwort	2 Wortbildende Elemente	3 Übersetzung des Fachwortes
Neuropathie		
Homöopathie		
endermal		
endotherm		
endemisch		
Thermotherapie		
Pseudarthrose		
pro dosi	gr. dosis = Gabe, Menge	
Periarthritis		
per rectum	lat. rectus = gerade	
Hämangiosarkom	gr. sarkos = Fleisch	
Hämopathie		
Hämatorrhoe		
Compressio	lat. premere = drücken	
Cholezystitis		
Cholezystektomie		
Appendektomie	lat. appendere = anhängen	

Verwenden Sie jetzt im Zweifelsfall oder für den Fall, dass Sie die Antwort nicht wissen, das Lehrbuch „Einführung in den Gebrauch der medizinischen Fachsprache“.

Arbeitsblatt 17

Ableitungen und Zusammensetzungen mit den Wortstämmen ‚phys' und ‚bio'

Vorbemerkung: Die griechischen und lateinischen Termini sind teilweise seit Jahrtausenden im medizinischen Gebrauch. Sie haben ihre Bedeutung mit dem Fortschritt der Wissenschaft verändert. Bis in die Gegenwart werden neue Wörter mit Bildungsmorphemen aus dem Griechischen und Lateinischen zusammengesetzt, um einen Sachverhalt zu signalisieren, nicht, um ihn vollständig zu erklären. Wörtliche Übersetzung kann nicht zum vollen Verständnis der heutigen Bedeutung führen, sie kann nur das Verständnis für den wissenschaftlichen Gegenstand erleichtern und bei der richtigen Schreibung helfen. Die Fachsprache kann nicht vokabelmäßig gelernt werden. Sie muss mit der Wissenschaft wie die Muttersprache aufgenommen werden.

Beispiel: p h y s i s (gr. = die Natur): in griechischen Wörtern mit verschiedener Bedeutung
Wortstamm ‚p h y s'

am Wortanfang	in der Wortmitte und am Wortende
Physik = Wissenschaft von der Struktur und den Bewegungsgesetzen der unbelebten Materie	Metaphysik = philosophische Lehre von den letzten Gründen und Zusammenhängen des Seins
Physikum = Prüfung der Medizinstudenten vor Beginn der klinischen Semester	Epiphyse = Endstück des Röhrenknochens, Zirbeldrüse
Physiographie = Naturbeschreibung	Diaphyse = Mittelstück eines Röhrenknochens
Physiognomie = eingeschliffener Gesichtsausdruck	Hypophyse = Hirnanhangsdrüse
Physiotherapie = Behandlung bestimmter Krankheiten mit Wärme, Wasser, Strom usw. sowie Krankengymnastik und Massagen	Symphyse = Schambeinfuge, Verwachsung
Physiologie = Lehre von den normalen Lebensvorgängen im Organismus von Pflanzen, Tieren und Menschen	Emphysem = Luftansammlung in Geweben, Aufblähung von Organen oder Körperteilen

Aufgabe 1: Bestimmen Sie bei den oben genannten Wörtern bekannte Wortbildungselemente!

Beispiel: en, em	in, innen		

Arbeitsblatt 17

Ableitungen und Zusammensetzungen mit den Wortstämmen ‚phys' und ‚bio' (Fortsetzung)

Aufgabe 2: Bestimmen Sie in der folgenden Übung die Wortbildungselemente. Versuchen Sie, den Sinn der Wörter zu erklären. Verwenden Sie ggfs. für die Erklärung der Fachbegriffe ein Wörterbuch.

Beispiel: b i o s (gr. = das Leben)
Wortstamm ‚b i o'

Fachwort	Wortbildungselement	Sinn der Fachbegriffe
Biologie		
Biographie		
Biomorphose		
Bioindikatoren		
Biosynthese		
Bioströme		
Biosphäre		
Biogenese		
biogen		
Biotop		
Exobiologie		
Heliobiologie		
Agrobiologie		
Paläobiologie		
Symbiose		
Metabiose		
Nekrobiose		
Antibiotika		
Aerobiose		
Anaerobiose		
Abiose		

Arbeitsblatt 18

Anwendung erworbener Kenntnisse im Fachtext

Aufgabe 1: Unterstreichen Sie im folgenden Text die medizinischen Fachwörter. (Auch wenn der Text schon etwas älter ist und ggf. nicht mehr alle Behandlungsmethoden auf dem neuesten Stand beschrieben sind, eignet er sich dennoch als Grundlage für diese Aufgabe.)

Erworbene Herzerkrankungen im Säuglings- und Kindesalter

Häufigkeit

Erworbene Herzerkrankungen im Kindesalter sind wesentlich seltener als die angeborenen Herzfehler. Über ihre Häufigkeit variieren die Aussagen sehr, weil sie in Abhängigkeit von verschiedenen Untersuchungsbedingungen erfolgen. So wird bereits die Analyse eines unausgewählten ambulanten und klinischen Kinderkrankengutes im Vergleich zu einem kinderkardiologischen Krankengut unterschiedliche Ergebnisse aufweisen. Die Häufigkeit erworbener Herzerkrankungen ist ferner von den medizinischen und sozialen Versorgungsbedingungen eines Landes abhängig.

Kinderkardiologische Spezialabteilungen des deutschsprachigen Gebietes geben einen Anteil von über 90 % angeborener zu weniger als 10 % erworbener Herzerkrankungen ihres Krankengutes an.

Im Gegensatz zu der annähernd gleich gebliebenen Häufigkeit angeborener Herzfehler ist die Anzahl der erworbenen in den vergangenen 20 Jahren bedeutend zurückgegangen. Dieser Rückgang erfolgte besonders in den Ländern, die eine gute ärztliche Versorgung und einen hohen Lebensstandard aufweisen. So wird z. B. für die heute selten vorkommenden rheumatischen Herzklappenfehler der Rückgang des rheumatischen Fiebers sowohl durch die antibiotische Behandlung von Streptokokkeninfekten als auch die verbesserten Lebensbedingungen verantwortlich gemacht.

Ursachen

Erworbene Herzerkrankungen sind vorwiegend entzündliche Erkrankungen des Herzens und die bei nicht eintretender Heilung folgenden organischen Schäden, z. B. die erworbenen Herzklappenfehler. Die entzündlichen Herzerkrankungen können durch Viren, Bakterien, Pilze verursacht werden und auch als toxisch-allergische Reaktion nach durchgemachten Infektionen entstehen.

Nicht-entzündliche Herzerkrankungen sind seltener. Sie betreffen vorwiegend Veränderungen der Herzmuskulatur und sind nachzuweisen, z. B. bei bestimmten hormonellen Störungen (Hypothyreose), bei Elektrolyt- und Eiweißstoffwechselstörungen.

Herztumoren sind sehr seltene Ereignisse.

Entzündliche Erkrankungen des Herzens = Karditis
Die Herzwand besteht aus den drei Schichten:

Herzinnenschicht	= Endokard,
Herzmuskulatur	= Myokard,
Herzaußenschicht	= Perikard (= Herzbeutel).

Alle drei Schichten der Herzwand können eine Entzündung erleiden, man spricht dann von

Endokarditis
Endomyokarditio
Myokarditis
Pankarditis
Perikarditis

Oft sind zwei (Endomyokarditis) oder alle drei Wandschichten (Pankarditis) betroffen.

Arbeitsblatt 18

Anwendung erworbener Kenntnisse im Fachtext

(Fortsetzung)

Symptome der Karditis

Vor der Beschreibung einiger entzündlicher Herzerkrankungen sollen allgemeine Befunde besprochen werden, die den Verdacht auf das Bestehen einer Karditis lenken oder die Diagnose sichern.

Die Erkrankung des Herzens wird stets zu einer Einschränkung seiner Leistungsfähigkeit führen. Daraus folgt, dass das Herz seine eigentliche Aufgabe, die Förderung des Blutvolumens, nicht mehr in vollem Umfang erfüllen kann. Das führt zu Störungen der gesamten Funktionseinheit Herz-Kreislauf-System. Die Folgen der veränderten Transport- und Verteilerfunktion des Gefäßsystems sind ungenügende Sauerstoffsättigung der Gewebe, ungenügender Abtransport von Kohlendioxid und anderer Stoffwechselprodukte, vermehrte Kapillarwanddurchlässigkeit, Störungen der Nierenfunktion und Störungen der Atemorgane, die funktionell eng mit dem Herz-Kreislauf-System gekoppelt sind.

Die erfassbaren Symptome sind abhängig von der betroffenen Herzwandschicht. Bei der Endokarditis ist der Krankheitsbeginn meistens verschleiert und schleichend – allgemeines Krankheitsgefühl, Appetitlosigkeit, mäßig hohes Fieber, Blässe. Auftretende Kurzatmigkeit und Herzgeräusche, die sich oft ändern, machen die Endokarditis wahrscheinlich.

Die Symptome der Perikarditis sind deutlicher: plötzlicher Brustschmerz in der Herzgegend, Kurzatmigkeit, Reizhusten und auszukultierende Reibegeräusche über dem Herzen.

Die Symptome der Myokarditis können schnell vorübergehen und sich klinisch in Abgeschlagenheit, Blässe, Ermüdbarkeit und Tachykardie äußern und nur durch mehrfache EKG-Ableitungen erfasst werden. In schweren Fällen von Myokarditis finden sich Blässe mit leicht zyanotischen Lippen, Tachykardie, die auch im Schlaf besteht, oft Galopprhythmus, Dyspnoe, Reizhusten, Herz-Kreislauf-Insuffizienz, Lebervergrößerung. Ein röntgenologisch großes Herz und typische EKG-Veränderungen bestätigen die Diagnose.

Herzinsuffizienz

Die ersten Anzeichen einer leichten Herzinsuffizienz fallen bei körperlicher Belastung auf. Bei Säuglingen müssen feine Symptome, wie Schwitzen und Unterbrechung beim Trinken und Schwitzen im Schlaf, beachtet werden. Kleine und größere Kinder ermüden schneller als gewohnt und schlafen sogar mitten im Spiel ein.

Deutliche Anzeichen der Herzinsuffizienz werden bereits bei körperlicher Schonung sichtbar und betreffen die drei Kardinalsymptome: Atemnot, Stauungserscheinungen und Zyanose. Säuglinge und Kinder haben eine leichte bis mittelschwere Dyspnoe in Ruhe mit Atemfrequenzanstieg, Saugen und Trinken ist erschwert, schnelle Ermüdung, Tachykardie, Pulsfrequenzanstieg, lokalisierte oder allgemeine Zyanose während oder ohne Belastung. Vergrößerung der Leber und Milz (Bauchumfang!), Ödeme der Augenlider, der Füße und Unterschenkel, Lungenödeme, deutliche Pulsation der Jugularvene sowie die Verstärkung der Atemnot und der Zyanose sind die sichtbaren Zeichen der dekompensierten Herzinsuffizienz. Man kann eine Linksherzinsuffizienz, eine Rechtsherzinsuffizienz und eine allgemeine Herzinsuffizienz unterscheiden.

Die Linksherzinsuffizienz kann z. B. bei Mitral- und Aortenklappenfehlern entstehen. Sie führt zu einem Volumen- und Druckanstieg im linken Vorhof und zu Stauungen im Lungenkreislauf. Symptome: Dyspnoe, Tachykardie, Lungenödeme (feinblasige Rasselgeräusche), Hämoptoe, Gesichtsfarbe eher blass.

Die Rechtsherzinsuffizienz (infolge chronischer Lungenerkrankungen oder bestimmter angeborener Herzfehler) führt zu Druck- und Volumenbelastung im rechten Vorhof und zur Stauung im großen Kreislauf. Symptome: Jugularvenendruckanstieg (Pulsation!), Lebervergrößerung, Ödeme, Aszites, Zyanose.

Eine allgemeine Insuffizienz des rechten und linken Herzens beinhaltet alle genannten Symptome und kann u. a. bei der Myokarditis entstehen.

Betreuung und Behandlung herzkranker Kinder

Bei guter Beobachtung kann eine beginnende Herzinsuffizienz oder ihre Verschlechterung frühzeitig erkannt werden. Das ist im Säuglingsalter besonders wichtig, weil sie sehr plötzlich auftreten kann. Deshalb müssen folgende klinische Kriterien der funktionell miteinander gekoppelten Systeme Herz-Kreislauf, Lunge und Niere erfasst werden: Pulsfrequenz und -regelmäßigkeit, Atemzahl und -tiefe, Flüssigkeitszufuhr und -ausscheidung. EKG-Kontrollen, Bestimmungen des Sauerstoff- und Kohlendioxidgehalts und des Säure-

Arbeitsblatt 18

Anwendung erworbener Kenntnisse im Fachtext
(Fortsetzung)

Basen-Haushaltes im Blut, Urinkontrollen sowie klinische Untersuchungen objektivieren die Leistungsfähigkeit der genannten Organsysteme.
Die pflegerischen Maßnahmen sind vorrangig auf die Entlastung der Herzarbeit und die Verbesserung der Atmung orientiert: optimale Ruhigstellung, Vermeidung von unnötigen und zu häufigen Maßnahmen am Kind, Zufuhr kleiner, gehäufter Mahlzeiten, evtl. Ernährung über die Sonde, locker sitzende Kleidung oder Windeln, Zufuhr von Frischluft und angefeuchtetem Sauerstoff.
Die wichtigste medikamentöse Behandlung herzinsuffizienter Säuglinge und Kinder ist die Digitalisierung. Unser Mittel der Wahl ist das Digitoxin, das intravenös oder oral (Tropfen, Tabletten) zugeführt wird. Für die optimale Einstellung muss individuell die Sättigungsdosis ermittelt, die Zeitdauer der Aufsättigung und der Beginn der Enthaltungsdosis festgelegt werden. Digitalisüberdosierungen machen sich durch Erbrechen, Bradykardie und Herzrhythmusstörungen bemerkbar.
Bei nicht ausreichender Ödemausschwemmung werden Diuretika gegeben. Unruhige Kinder erhalten Sedativa.
Die Behandlung entzündlicher Herzerkrankungen mit Antibiotika ist abhängig von den Erregern. Eine großzügige antibiotische Behandlung bei herzinsuffizienten Patienten ist wegen gleichzeitiger pulmonaler und anderer Infektionen angezeigt.

Ergänzungen zur Wortherkunft

lat.	ambulans	= zu Fuß gehend
	sufficiō	= imstande sein, genügen
	kardinal	= hauptsächlich
	frequẹntia	= Häufigkeit
	pụlsus	= Schlag, das Schlagen
	iụgulum	= Schlüsselbein (von iugum = das Joch der Ochsen)
	mitra	= Kopfbinde, Bischofsmütze
	inficere, infectum	= aufnehmen
	dōs	= Gabe
	sēdātiō	= Beruhigung
	toxikon	= (Pfeil) Gift
	virus	= Gift, Krankheitserreger
gr.	thyreoidea	= Schilddrüse
	gnọsis	= Erkenntnis
	ky̱anos (zyano)	= bläulich
	tachys	= schnell
	pnoẹ̄	= das Atmen, Atmung
	o̲i̲dēma	= das Aufschwellen, Geschwulst
	askịtēs	= Bauchwassersucht
	pty̲e̲i̲n	= spucken
	brady̱s	= langsam
	klinein	= niederlegen

Arbeitsblatt 18

Anwendung erworbener Kenntnisse im Fachtext
(Fortsetzung)

Aufgabe 2: Erklären Sie die medizinischen Fachwörter aus Aufgabe 1. Nutzen Sie dabei Ihre Kenntnisse von den Wortbildungselementen.

Fachwörter	Wortbildungselemente	Worterklärungen
ambulant (Beispiel)	lat. ambulans = zu Fuß gehend	Behandlung nicht stationär behandelter Kranker, Patient sucht den Arzt selbst auf

Arbeitsblatt 18

Anwendung erworbener Kenntnisse im Fachtext
(Fortsetzung)

Fachwörter	Wortbildungselemente	Worterklärungen

Arbeitsblatt 19

Für Radiologieassistentinnen und -assistenten

Aufgaben:

1. Unterstreichen Sie in Spalte 1 die Ihnen bereits bekannten Bildungselemente.
2. Schreiben Sie deren Bedeutung in Spalte 2 hinein.
3. Geben Sie in Kurzform die Bedeutung des Fachwortes in Spalte 3 an.

1 Fachwort	2 Bedeutung des Bildungselements	3 Bedeutung des Fachwortes
Abszessographie	abscessus (lat.) = der Weggang	
Angiographie		
Arthrographie		
Autoradiographie		
Arteriographie	arteria (gr.) = Schlagader	
Bronchographie		
Cholangiographie		
Cholezystographie		
Fistulographie	fistula (lat.) = die Röhre	
Myelographie	myelos (gr.) = das Mark	
Tomographie	tome (gr.) = der Schnitt	
Aberration	errare (lat.) = irren	

Arbeitsblatt 19

Für Radiologieassistentinnen und -assistenten
(Fortsetzung)

1 **Fachwort**	2 **Bedeutung des Bildungselements**	3 **Bedeutung des Fachwortes**
Adaptation	adaptāre (lat.) = anpassen	
Defokussierung	focus (lat.) = Brennpunkt	
Emission	mittere (lat.) = senden	
Epilation	von ex. (lat.) = aus, pilus (lat) = Haar	
Exposition	ponere (lat.) = setzen	
Exspiration	spirare (lat.) = atmen	
Inspiration		
Extension		
Induktion	ducere (lat.) = führen	
Injektion	iacere (lat.) = werfen	
Impressionsfraktur	frangere (lat.) = brechen	
Infraktion		
intraoperativ	operatio (lat.) = Arbeit	
Radiologie	radiare (lat.) = strahlen	
Ureter		
Urethra		